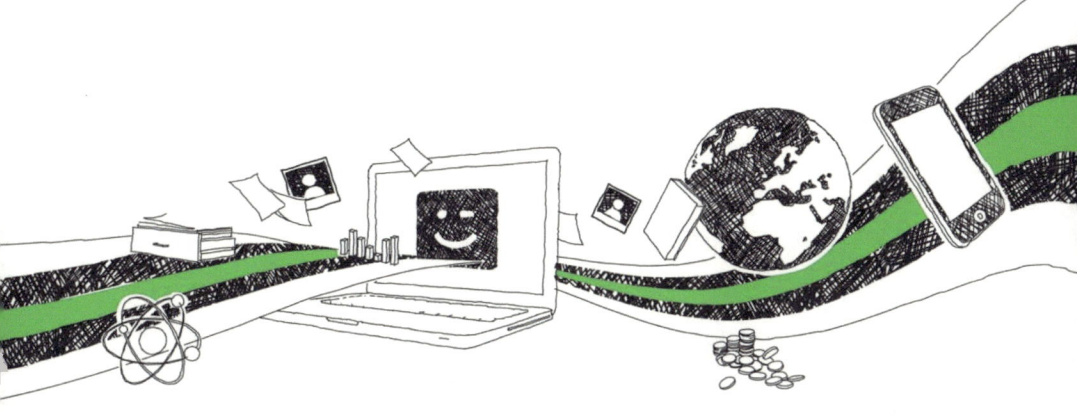
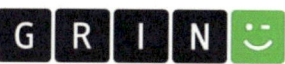

Maria Theresia Bitterli

# Die Bedeutung des Tai Chi Chuan für die Gesundheitsprävention

GRIN Verlag

**Bibliografische Information der Deutschen Nationalbibliothek:**

Die Deutsche Bibliothek verzeichnet diese Publikation in der Deutschen National-bibliografie; detaillierte bibliografische Daten sind im Internet über http://dnb.d-nb.de/ abrufbar.

**Impressum:**

Copyright © 2004 GRIN Verlag GmbH
Druck und Bindung: Books on Demand GmbH, Norderstedt Germany
ISBN: 978-3-638-76072-0

**Dieses Buch bei GRIN:**

http://www.grin.com/de/e-book/29206/die-bedeutung-des-tai-chi-chuan-fuer-die-gesundheitspraevention

**GRIN - Your knowledge has value**

Der GRIN Verlag publiziert seit 1998 wissenschaftliche Arbeiten von Studenten, Hochschullehrern und anderen Akademikern als eBook und gedrucktes Buch. Die Verlagswebsite www.grin.com ist die ideale Plattform zur Veröffentlichung von Hausarbeiten, Abschlussarbeiten, wissenschaftlichen Aufsätzen, Dissertationen und Fachbüchern.

**Besuchen Sie uns im Internet:**

http://www.grin.com/

http://www.facebook.com/grincom

http://www.twitter.com/grin_com

Università della Svizzera Italiana

Facoltà di Scienze della comunicazione

Lugano

# Die Bedeutung des Tai Chi Chuan für die Gesundheitsprävention

Paper für das Proseminar in der Semiotik II

von

Maria Theresia Bitterli

**3. Akademisches Jahr**

# INHALTSVERZEICHNIS

# 1. Einführung

Die vorliegende Arbeit befasst sich mit der Bewegungskunst Tai Chi Chuan. Die Motivation und Idee mich mit diesem Thema zu befassen, hat sich aus meinen persönlichen Erfahrungen ergeben. Dieses Jahr habe ich einen Tai Chi Chuan Kurs besucht. Ich habe die Möglichkeit gehabt, zu erfahren wie diese Heilmethode auf mich wirkt. Tai Chi Chuan hatte eine positive Auswirkung auf mich. Ich konnte besser schlafen, fühlte mich ausgeglichener und widerstandsfähiger. Meine Lebenseinstellung war viel positiver. Ich hatte ganz allgemein das Gefühl, dass ich viel optimistischer sei.

In meiner Arbeit werde ich zuerst den geschichtlichen Ursprung von Tai Chi Chuan erläutern, danach erkläre ich den Begriff Tai Chi Chuan und dessen Auswirkung auf unsere Gesundheit und am Schluss werde ich in der Konklusion meine Erkenntnisse zusammenfassen. Ich gehe von der Forschungsfrage *„Welche Bedeutung hat das Tai Chi Chuan für die Gesundheitsvorsorge?"* aus. Meine These ist, *dass bei regelmässiger Anwendung von Tai Chi Chuan eine optimale Gesundheitsvorsorge erreicht werden könnte.*

# 2. Die Naturheilkunde

Reid[1] behauptet, dass die Naturheilkunde keineswegs bloss eine Form der medizinischen Behandlung sei, sondern vielmehr das Herzstück einer Philosophie, die sich auf das Wohlbefinden von Körper und Seele konzentriere, einen religiösen und sozialen Verhaltenskodex beinhalte und sogar ein überzeugendes und möglicherweise auch gültiges Modell anbiete, den wahren Sinn des Lebens zu finden.

Die Wurzeln dieser Philosophie gehen auf den Kaiser Shen Nong zurück. Er hat nicht nur viele Heilpflanzen analisiert, sondern auch „der Natur ein Wissen um ihre einander entgegengesetzten Prinzipien abgegeben." Jahrhunderte nach seiner Regentschaft entwickelten chinesische Alchimisten, Geomanten und

---

[1] Reid 1988

Denker das Prinzip der einander entgegengesetzten Naturkräfte zu einer Lehre, die es dem Menschen erlaubten, sich dem Geheimnis des Lebens anzunähern und seine eigene Position innerhalb dieses Gesamtzusammenhanges zu verstehen. Die „einander entgegengesetzten Prinzipien" Shen Nongs wurden schliesslich zu den einander entgegengesetzten, aber komplementären Kräften „Yin" und „Yang", die der Natur, aller Materie, allem Handeln, allem Denken und jeder Bewegung innewohnen sollen.

Nach etwa 600 v. Chr. machten zwei der grössten chinesischen Denker diese Prinzipien zur Grundlage eines streng geordneten Systems des Glaubens und des persönlichen Verhaltens. Konfuzius (551-479 v. Chr.), den China als seinen grössten Weisen verehrt, entwickelte ein System von Regeln und ethischen Grundsätzen, das auf der Annahme beruht, dass das Universum einer harmonischen Ordnung folge, die auf dem empfindlichen Gleichgewicht von Yin- und Yang-Kräften basiere, und dass die Kraft, die vom Menschen ausgeht, wesensmässig moralischer Natur sei. Der Mensch, so lehrte er, müsse den fünf Tugenden Güte, Gerechtigkeit, Anstand, Weisheit und Aufrichtigkeit folgen, um seine Kraft in diesem ewigen Kreislauf von Gut und Böse entfalten zu können.
Die Lehren des Konfuzius wurden von Lao-tse, dem Vater des Taoismus, weiterentwickelt. Ausgehend von der konfuzianischen Doktrin vom geordneten Universum lehrte Lao-tse, dass der Mensch nur dann sein persönliches Gleichgewicht finden könne, wenn er sich dieser höheren Ordnung fügen und nicht handeln, sondern stillhalten würde. Er erklärte, dass man nie etwas erzwingen oder in den Lauf der Dinge eingreifen solle, weil sich alles auch ohne solche Anstrengungen erfolgreich entwickeln würde. Die Chinesen sehen den menschlichen Körper als einen Mikrokosmos, in dem sich die grossen kosmischen Zusammenhänge widerspiegeln. Sie glauben, dass dieselben Kräfte, die im Universum und in der Natur bestehen, auch den Menschen selbst bestimmen würden.
„Wesentliche Grundlage des taoistischen Denkens ist die Vorstellung des ewigen Fliessens, der Evolution allen Seins. Alle Erscheinungen der Natur werden als Wechselspiel von Ebbe und Flut der kosmischen Kräfte verstanden. Hart

und weich, starr und nachgiebig, hell und dunkel, Yin und Yang. Diese Gegensätze verbinden und trennen sich in einer ununterbrochenen harmonischen Bewegung und formen so ein ausgewogenes Ganzes. Jede Erschwerung des Gleichgewichts erzeugt Chaos und verhindert den natürlichen Fluss des Wandels. Der Mensch muss im absoluten Einklang mit der Natur und dem Universum sein, um diese Ausgewogenheit zu erreichen.

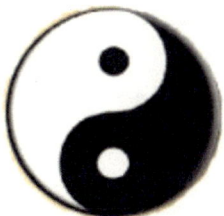

Copyright 2002-2009 Dietlind Zimmermann

Wir finden hier im Bild oben eine Verbundenheit, ein sich gegenseitiges Bedingen der Kräfte Yin und Yang. Der Kreis, in dem die Gegensätze, die dunkle (Yin) und die helle Seite (Yang), auseinander hervorgehen, geht ineinander über und bildet so eine Einheit. Die Kräfte von Yin und Yang sind voneinander abhängig. Leben ist dieser ewige Wandel, der fliessenden, fortwährenden Ausgewogenheit zwischen den Polen. Gesundheit bedeutet, das Gleichgewicht der polaren Kräfte in uns zu halten, Körper und Geist, weiblich und männlich, Entspannung und Anspannung, meditatives in sich Ruhen und wache Aktionsbereitschaft"[2] (Zimmermann 2000).

Die wichtigste Prämisse der chinesischen medizinischen Theorie beruht auf der Vorstellung, dass alle Formen des Lebens im Universum auf das Chi, die alles begründende Lebenskraft oder Vitalenergie, zurückzuführen sei[3]. Der Begriff "Chi" bedeutet Atem oder Energie und ist im Westen vor allem aus der schulmedizinisch anerkannten Akupunktur und Akupressur bekannt. Diese Lebensenergie soll möglichst frei fliessen, ohne dass sie vergeudet oder blockiert wird. Verschwendung entsteht zum Beispiel durch zu hohe Muskelanspannung, Blockade durch ungenügendes Ein- und Ausatmen, das heisst mangelnde Sauerstoffversorgung.

---

[2] Quelle: www.tai-chi-lebenskunst.de/html/gyinyang.html
[3] Reid 1988

Das Ansammeln von Chi ist wie das Anstauen von Wasser. Ist der Wasserstand seicht, dann ist die Schwimmkraft oder der Auftrieb sehr gering (Cheng; 1988:41). So heisst es im Daudedsching (Tao Te King) von Laodse (Laotse):

*Nichts in der Welt ist weicher und schwächer als Wasser*
*und doch gibt es nichts, das wie Wasser*
*Starres und Hartes bezwingt*
*unabänderlich strömt es nach seiner Art*
*dass Schwaches über Starkes siegt*
*Starres Geschmeidigem unterliegt*
*wer wüsste das nicht?*
*doch wer handelt danach?*

(zitiert aus der Übersetzung von Ernst Schwarz, dtv 1980, ISBN 3-423-02152-7)

„Deshalb ist ein Idealbild im Tai Chi Chuan das **Wasser**. Die Kunst der Bewegung zeigt sich darin, dass der geübte Tai Chi Chuan-Spieler sich bewegt wie Wasser: weich, fliessend, kraftvoll und scheinbar widerstandslos"[4].

## 3. Ursprung des Tai Chi Chuan

Das Tai Chi Chuan wurde am Wudang-Berg und von taoistischen Mönchen (ca. 12. Jahrhundert n.Chr.) ursprünglich als Kampfkunst entwickelt. Einer von ihnen beobachtete der Legende nach den Kampf zwischen einem Kranich und einer Schlange. Er entdeckte dabei, dass das Weiche und Fließende das Harte und Starre besiegte.

Molera[5] behauptet, dass die historischen Wurzeln von Tai Chi Chuan mehrere tausend Jahre im Dunkel der Geschichte zurückliegen. Die Schwierigkeit der Recherche über Tai Chi Chuan besteht vor allem darin, dass keiner der Tai Chi Chuan-Meister die Kunst des Schreibens beherrschte. Der Unterricht der Meis-

---

[4] Zimmermann 2000
[5] Quelle: www.taichi-luismolera.de/de/htm/texte.htm

ter fand jahrhundertlang nur in Wort und Praxis statt, sehr selten fand man einen Gelehrten, der sich mit Tai Chi Chuan beschäftigte und einen Artikel darüber schrieb. Die wenigen Schriften, die überliefert sind, stammen von gelehrten Schülern, die ihre jeweiligen Stile und Übungen auch schriftlich dokumentierten. Ein weiteres Hindernis einer historischen Bestimmung war die strikte Geheimhaltung der Kunst bis vor ca. hundert Jahren. Das Wissen wurde nur innerhalb der Familie vom Vater an den Sohn, somit ausschliesslich im engen Familienkreis, weitergegeben. Diese Tradition änderte sich erst im letzten Jahrhundert.

Erst mit der Verbreitung durch die ersten kommerziellen Schulen hatte die Masse Zugang zu den bis dahin geheim gehaltene Techniken und Prinzipien des Tai Chi Chuan. Während der Kulturrevolution in China wanderten viele Lehrer der alten Übungswege aus dem Land aus. Dadurch wurde die Verbreitung von Tai Chi Chuan auch ausserhalb Chinas möglich. Auch Menschen, die nicht chinesischer Herkunft waren, wurden unterrichtet. Schon damals waren sich die Tai Chi Chuan Meister über den hohen gesundheitlichen Wert dieser Kunst bewusst, und betonten dies auch bei ihrem Unterricht. Der Westen hat hauptsächlich nur dieses letzte Entwicklungsstadium wahrgenommen (Molera 2000)[6].

## 4. Was ist Tai Chi Chuan?

Nach Hagen[7] ist Tai Chi Chuan eine alte chinesische Bewegungskunst. Die Bewegungen des Tai Chi Chuan sind so fliessend und harmonisch, dass sie an einen Tanz erinnern. Dieser Tanz erweckt bei vielen Menschen schon beim Betrachten inneren Frieden und Gefühle der Harmonie und Zeitlosigkeit. Tai Chi Chuan ist im wortwörtlichen Sinn „eine schöne Kunst". Es entstanden im Laufe der Jahrhunderte **verschiedene Stile und Formen**. Im Westen bekannt und verbreitet sind insbesondere der Yang-Stil, der Chen-Stil und der Wu-Stil. Die Namen stammen von verschiedenen chinesischen Familien, die den Stil entwickelt haben (Hagen 1998).

---

[6] Quelle: www.taichi-luismolera.de/de/htm/texte.htm
[7] Quelle: www.yang-taichi.com/m1.html

Molera[8] behauptet, dass man wohl sagen könnte, dass das Tai Chi Chuan eine hohe und verfeinerte Kunst des Chi-Kung-Übungssystems bildet, das wiederum mit Selbstverteidigungsbewegungsmustern, die dem Kung-Fu entstammen, trainiert wird.

Nach Man-ch'ing[9] wird im Volksmund Tai Chi Chuan auch chinesisches Schattenboxen bezeichnet. Tai Chi Chuan ist "das höchste Prinzip" oder die Lehre von "Yin und Yang"; Chuan bedeutet "die Faust".

Tai Chi Chuan wird aber auch das „lange Boxen" genannt, weil es dem langsamen fliessenden Strom eines Flusses gleicht. Das beschreibt sehr treffend die Idee seiner ununterbrochenen Bewegung. Durch ständiges, fliessendes Bewegen der Übungen wird das Konzentrieren des Chi und das Sammeln von Sanftheit entwickelt, ähnlich wie beim Schwimmen Kraft und Ausdauer gefördert werden. Die Übung, die im Prinzip dem Tai Chi Chuan am nächsten kommt, ist somit das Schwimmen. Seine Bewegungen sehen so aus, als ob in der Luft geschwommen würde. Der Betrachter sieht weiche, sanfte Zeitlupenbewegungen und einen Übenden, der in tiefem Schritt und in aufrechter Haltung seine „Soloform" tanzt. Gerade diese Bewegungsästhetik des Sanften und Grazilen ist es, die auf viele Beobachter so faszinierend wirkt und sie zum Erlernen des Tai Chi Chuan anregt.

Moegling[10] schreibt, dass es prinzipiell darum geht, Körper und Geist zu schulen und in Einklang mit bestimmten Prinzipien zu bringen. Das grundlegendste Prinzip ist das Wechselspiel zwischen Yin und Yang, Anspannung und Entspannung, Ruhe und Bewegung, Innen und Aussen etc. Das Tai Chi Chuan ist ein meditativer Tanz, der im ständigen Übergang von Yin zu Yang strömt und pulst. Der Übende drängt nach vorn (Yang) und schliesst sich wieder (Yin). Die Beine werden im rhythmischen Wechsel belastet (Yang) und entlastet (Yin). Das Einatmen geht ohne Unterbrechung und Atempause in das Ausatmen über. Tai Chi Chuan kann aufgrund dieses Gestaltungsprinzips auch als ein sehr

---

[8] Quelle: www.taichi-luismolera.de/de/htm/texte.htm
[9] Man-ch'ing 1988
[10] Moegling 1998

sorgfältig ausgearbeitetes heilgymnastisches System, das von erheblicher Gesundheitswirkung sein kann, bezeichnet werden (Moegling 1998).

# 5. Welche Wirkung kann Tai Chi Chuan auf unsere Gesundheit haben?

Moegling[11] behauptet, dass die gesundheitlichen Wirkungen des Tai Chi Chuan vielfältig seien. Das Tai Chi Chuan helfe Körperbewusstsein zu entwickeln, muskuläre Verspannungen aufzudecken, Haltungsfehler wahrzunehmen, auf den Atem zu achten und die Balance zu entwickeln.

Das regelmässige Üben von Tai Chi Chuan scheint einen positiven Einfluss auf das Herzkreislaufsystem, auf das neuromuskuläre Zusammenspiel, die Ausgewogenheit der Muskulatur, die Entspannung und Befreiung der Atemräume, die Gelenkbeweglichkeit und –Stabilisierung, sowie auf die Belastung und Versorgung von Gelenkknorpel und Bandscheiben zu haben. *Hiermit könnte das Tai Chi Chuan in Zukunft an Bedeutung für präventive, therapeutische und rehabilitative Behandlung gewinnen.* Auch ein Einbezug in die bewegungstherapeutische Arbeit mit älteren Menschen scheint aus der physiologischen Sichtweise empfehlenswert zu sein, wenn die allgemeine Befindlichkeit es noch zulässt.

Tai Chi Chuan ist sowohl für junge wie auch für ältere Menschen, für Männer und für Frauen, für Starke und für Schwache geeignet. Es braucht kein besonderes Talent oder ausserordentliche Fähigkeit. Überanstrengungen und Verletzungen durch Leistungsdruck oder Konkurrenzdenken werden vermieden, denn der Weg des Erlernens ist das Ziel. Unabhängig von Wetter und anderen Einflussfaktoren kann jeder sich in dieser Kunst üben. Es sind weder spezielle Diäten noch besondere Lebensweisen nötig.

---

[11] Moegling 1998

# 6. Schlussfolgerung

Nachfolgend eine summarische Übersicht über das Hauptresultat der vorliegenden Arbeit:

**Forschungsfrage**

*1. Welche Bedeutung hat das Tai Chi Chuan für die Gesundheitsvorsorge?*

Die Verbindung körperlicher und geistiger Aspekte macht Tai Chi Chuan als innere Kampfkunst auf eine besondere Weise für uns westliche Menschen interessant und seine Praxis für unseren Alltag sinnvoll. Denn nicht die Situation eines körperlichen Angriffs ist das, was wir tagtäglich fürchten oder bewältigen müssen. Wir haben viele andere „Kämpfe" zu bestehen. Es gilt innere Auseinandersetzungen mit uns selbst oder Konflikte mit unseren Mitmenschen zu lösen. Wir müssen lernen Gegensätze im Moment ihres Entstehens zu neutralisieren.

Das Ausüben von Tai Chi Chuan lässt die Lebensenergie (Chi) wieder frei fließen und löst Blockaden. Inhalt des Trainings ist u.a. Aufbau der Atmung, sanfte Gymnastik, sowie Konzentrations- und Meditationsformen. Die Einheit der Übungen spricht Körper und Geist gleichermassen an und führt zu gesteigertem Wohlbefinden. Die Übungen beruhen auf einem System langsam fließender, sehr bewusst ausgeführter Atem- und Bewegungsübungen, die zu körperlicher und geistiger Entspannung, innerer Ruhe, verbesserten Konzentrationsfähigkeit und einer allgemeinen Harmonisierung der Lebensenergie führen.

Das Endresultat regelmässig und korrekt ausgeführten Tai Chi Chuan führt zu einer umfassend gestärkten physischen und psychischen Gesundheit, was auch in westlich medizinischen Studien bestätigt wird.

Tai Chi Chuan gewinnt für präventive, therapeutische und rehabilitative Behandlung an Bedeutung. Auch gegen das Altern wirkt die Form (d.h. der Bewegungsablauf) vorbeugend, was auch der Grund dafür ist, dass Tai Chi Chuan in China heute vorwiegend von älteren Menschen täglich in öffentlichen Pärken geübt wird.

Das regelmässige Praktizieren der Bewegungsabfolge stärkt den Kreislauf, fördert das Gleichgewichtsempfinden und stärkt insbesondere auch die Knochen, bzw. den gesamten Bewegungsapparat. Tai Chi Chuan ist also eine Art individuelle, chinesische Gesundheitsvorsorge, welche die Kosten der Krankenkassen senken helfen könnte. Unter diesem Aspekt wird auch nachvollziehbar, dass einige (vor allem jüngere) Stilrichtungen des Tai Chi Chuan sich auf die primär energetische Ausübung spezialisiert haben. Die Voraussetzung, dass Tai Chi Chuan aber auch gesundheitsvorbeugend oder heilend wirkt, ist (in allen Stilen) zuallererst das korrekte Üben der Bewegungen; doch darin ist einerseits das korrekte Ausüben der Atemtechnik und andererseits regelmässiges und kontinuierliches üben unerlässlich. Ohne diese drei Teile kann kein umfassender Erfolg garantiert werden, während hingegen z.B. das Alter der Schülerinnen und Schüler im Tai Chi Chuan eine nur untergeordnete Rolle spielt.

<u>Fazit:</u> Aus Überzeugung oder weil die Schulmedizin nicht geholfen hat, vertrauen immer mehr Patienten auf alternative Heilmethoden. Der Weg führt zu Ärzten oder zu Heilpraktikern, die z.B. Akupunktur oder Maltherapien praktizieren. Die Kosten für alternative Behandlungsmethoden müssen die Betroffenen jedoch in der Regel selbst tragen. Die gesetzlichen Krankenkassen zahlen nur in Ausnahmefällen und unter dem Vorbehalt, dass der behandelnde Arzt eine Krankenzulassung hat. Würden jedoch die Kosten von Heilmethoden wie z.B. Tai Chi Chuan von den Krankenkassen übernommen werden, wäre auf die Dauer ein Ersparnis der Krankenkassenkosten gut möglich, da die Patienten anfangen würden, viel bewusster mit ihrem Körper und ihrer Gesundheitsvorsorge umzugehen. Es würde im Allgemeinen ein neues Gesundheitsbewusstsein entstehen.

# 7. Bibliografie

- Reid, Daniel P. (1988). Chinesische Naturheilkunde, Wien: Verlag Orac GmbH & Co
- Man-ch'ing, Cheng (1988). Dreizehn Kapitel zu Tai Chi Chuan – Das Wissen des Meisters, Basel: Sphinx
- Moegling, Barbara und Klaus (1998). Handbuch für Tai Chi Chuan und Körperarbeit, Aachen: Meyer u. Meyer Verlag

**Internetseiten**

- Molera, Luis (2000). Das TCC-Unterrichtsprogramm von Luis Molera
  www.taichi-luismolera.de/de/htm/texte.htm
- Hagen, Stephan (1998). Was ist Tai Chi Chuan?
  www.yang-taichi.com/m1.html
- Zimmermann, Dietlind (2000). Yin und Yang
  www.tai-chi-lebenskunst.de/html/gyinyang.html